AF315391

Contribution à la Lutte

contre

les Maladies Vénériennes

PA

le Docteur JOSEPH COMBES

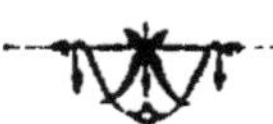

MARSEILLE
IMPRIMERIE MARSEILLAISE
Rue Sainte, 39

1922

Contribution à la Lutte

contre

les Maladies Vénériennes

PAR

le Docteur JOSEPH COMBES

MARSEILLE
IMPRIMERIE MARSEILLAISE
Rue Sainte, 39
—
1922

AVANT-PROPOS

Voici cinq études ou observations parues récemment dans le Journal des Praticiens. Au fur et à mesure que je les écrivais, je ne croyais point les réunir un jour. Elles ne me paraissent pas disparates ; je les rassemble ici en un faisceau sous le titre de : Contribution à la Lutte contre les Maladies Vénériennes.

Dans un rapport présenté récemment à la Commission des Maladies vénériennes, le docteur Leredde déclare que la syphilis cause 80.000 décès par an ; il existe en outre chaque année 60.000 fausses couches et morts avant-terme par avarie. Ces chiffres sont suffisamment éloquents par eux-mêmes pour démontrer que la syphilis est devenue le plus grand des fléaux sociaux.

A l'heure actuelle, le traitement le plus actif de cette affection est sans conteste les sels arsenicaux en injections intra-veineuses. Des accidents graves, parfois mortels, étaient relativement fréquents au début de l'application du 606 d'Ehrlich ; aujourd'hui, grâce à une meilleure fabrication des produits et un emploi plus judicieux du médicament, le spécialiste averti n'a plus à les redouter ; en suivant ma manière de faire, il évitera également les crises nitritoïdes.

Malheureusement les injections intra-veineuses toujours délicates et parfois très difficiles à exécuter ne sont point à la portée de tous les praticiens ; aussi, a-t-on essayé de leur substituer les injections intra-musculaires et sous-cutanées. Celles-ci sont, quoi qu'on dise, toujours douloureuses ; elles ne permettent d'injecter que de petites quantités de médicament et doivent être répétées tous les jours ou tous les deux jours. Hormis des cas exceptionnels, cette méthode sera rejetée.

Les sels de bismuth sont entrés, depuis un an, dans la pratique. Leur action est moins active sur les lésions primaires ou secondaires que celle des novarsenobenzols ; la séro-réaction devient négative moins rapidement qu'avec les sels d'arsenic. En somme, les tartro-bismuthates ne pourront être employés que chez les malades ne tolérant pas le 606 ou le 914 ou ceux rebelles au traitement arsenical.

Si, dans l'examen d'un malade, il faut toujours soupçonner la syphilis, il serait imprudent de la voir partout ; mon observation sur les erreurs par interprétations radiographiques en est un exemple. Clinique et laboratoire doivent être d'accord ; un Wassermann légèrement positif sans antécédents ni symptômes cliniques actuels n'a aucune valeur et doit être recommencé ; a fortiori, un examen radioscopique.

Depuis 1914, le gonocoque s'est répandu à la ville et à la campagne, avec la même rapidité que le tréponème. Sans doute, la blennorrhagie est une maladie en général moins redoutable que la syphilis ; ce n'est pas une raison pour la traiter avec légèreté. L'endocardite, le rhumatisme, l'arthrite, le rétrécissement de l'urèthre, pour ne citer que les complications principales sont des affections graves. En 1918, un confrère et ami est mort, à l'âge de 39 ans, des suites d'une blennorrhagie contractée aux armées.

Soulager la douleur, guérir la maladie par une thérapeutique toujours meilleure et des procédés plus perfectionnés, tel est le but que je me propose en publiant ce modeste travail.

Marseille, le 15 Octobre 1922.

Du Traitement abortif de la Syphilis

I

Tous les syphiligraphes sont d'accord pour affirmer que les injections arsenicales font avorter la syphilis, à la condition d'être données au début de l'infection. Qu'entend-on par ce terme : début de l'infection ? 38 à 40 jours, est-il généralement répondu, à dater du jour de la contamination. Et voilà, où commence la difficulté.

D'abord, combien sont rares les porteurs de chancre qui peuvent connaître le jour où ils ont eu la mauvaise chance de contracter leur mal : les uns papillonnent et ignorent quelle femme les a contaminés ; les autres, fidèles à la même maîtresse ou à leur femme légitime, ont eu des coïts rapprochés, ils ne peuvent savoir quel jour l'infection a pénétré dans leur organisme. Ensuite, le chiffre de 38 à 40 jours n'est pas absolu. Tel, atteint depuis 37 jours verra la syphilis évoluer malgré le traitement, alors que tel autre, infecté depuis 41 jours, n'aura pas d'accidents ultérieurs. D'où incertitude du côté du malade et de la part également du médecin, qui se demande si le traitement ne doit pas être continué davantage.

Depuis la fin de la guerre, j'ai vu bien des chancres syphilitiques et j'ai toujours constaté ceci : une syphilis, traitée au début, n'évolue pas, quand la réaction de Bordet-Wassermann n'est pas encore devenue positive. Les nombreux malades, qu'il m'a été permis de suivre depuis trois ans, ont toujours obéi à cette règle.

Je citerai une seule observation.

En mars 1918, un jeune homme, accompagné de son amie, se présente à mon cabinet ; il a une ulcération de la lèvre inférieure, qui date de 12 jours. L'aspect de la lésion, son induration me font porter le diagnostic de chancre induré, avec d'autant moins d'hésitation que son amie a des plaques muqueuses sur les amygdales et à la vulve. Cependant, il n'y a encore aucune adénopathie. J'adresse le malade au Laboratoire pour un double examen : celui du chancre et celui du sang. L'ultra-microscope révèle la présence de spirochètes ; la réaction de Bordet-Wassermann est négative. Aussitôt, je commence une série de dix injections intra-veineuses de novarsénobenzol à doses progressives : 0 gr. 15 — 0 gr. 30 — 0 gr. 45 — 0 gr. 45 — 0 gr. 60 — 0 gr. 60 — 0 gr. 60 — 0 gr. 75 — 0 gr. 75 — 0 gr. 90. Depuis cette époque, ce jeune homme n'a présenté aucun accident spécifique et la réaction de Bordet-Wassermann est restée toujours négative.

Aussi, je crois qu'il est permis de formuler l'axiome suivant : Tout porteur d'un chancre induré, dont la réaction de Bordet-Wassermann est encore négative, guérit définitivement après un traitement intensif d'injections arsenicales.

Journal des Praticiens, 10 Septembre 1921.

Des Accidents Nitritoïdes
dans le traitement de la Syphilis
par le 606 et le 914

Dans un ouvrage paru en 1918, je lis ceci : « Les cas de mort
« par le 606 et le 914 publiés dépassaient la cinquantaine en 1911.
« Ils se multiplient malgré le perfectionnement de la technique,
« au point que Burnier pouvait dans une revue générale parue
« dans les Annales de Vénéréologie réunir vingt-trois nouveaux
« cas de mort en six mois et que Miskdjian en assemblait dans
« sa thèse 164 cas. Bientôt Mentberger portait ce nombre à 274
« chez l'adulte, à 30 au moins chez l'enfant ; depuis, d'autres
« cas ont été publiés en France et à l'étranger, et que de cas
« malheureux restent cachés. »

Si on ajoute à ce sombre tableau les accidents graves tels
que cécité, surdité, hémiplégie, paraplégie, méningite, polyné-
vrites, etc. on comprend que l'auteur conclue à l'abstention
presque complète des arsenicaux dans la syphilis ; le traitement
de fond doit être le mercure ; l'arsenic ne saurait être employé
que dans des cas exceptionnels.

Un très court espace de temps a suffi pour changer complè-
tement la thérapeutique de l'avarie. Les arsénobenzols et les
novarsénobenzols occupent aujourd'hui la première place ; le
mercure et l'iodure sont relégués au second plan. De plus, tandis
que les contre-indications aux nouveaux traitements sont moins
nombreuses, les morts et les accidents graves deviennent de plus
en plus rares. Ce progrès est-il dû à un perfectionnement dans la
technique de l'administration du médicament ou bien à ce que
les produits injectés sont mieux préparés ? Il faut, je crois, tenir
compte des deux facteurs. Depuis trois ans, j'ai fait environ
9.000 injections intra-veineuses de 606 ou de 914, je n'ai jamais
eu de décès ; aucun de mes malades n'est devenu aveugle, ni
sourd, ni hémiplégique.

Si les accidents mortels existent presque plus, il n'en est pas
de même des crises nitritoïdes. Relativement fréquentes, celles-ci
sont angoissantes pour le malade et pour le médecin. Au cours
d'une injection ou quelques minutes après, le malade rougit ; la
figure et le cuir chevelu deviennent écarlates ; les conjonctives
sont injectées ; il se produit en même temps une toux sèche, la
respiration devient pénible ; à ce tableau, s'ajoutent souvent une
céphalée violente et des vertiges ; enfin, une syncope peut

survenir et certaines se sont terminées par la mort. Une injection d'adrénaline a, d'habitude, raison de ces accidents. La constitution du malade, la technique opératoire ne sont point à incri-miner ; la cause des accidents nitritoïdes réside généralement dans le médicament lui-même. Quelle est-elle ? Je l'ignore ; les fabricants eux-mêmes ne la connaissent pas. L'eau bidistillée est irréprochable ; la solution est limpide, d'un jaune clair ; cependant des accidents éclatent et presque toutes les ampoules de cette série nocive en occasionneront. Voilà le fait. On ne peut donc éviter les accidents graves, qu'en expérimentant le produit avec de petites doses. Voici ma manière de procéder. Quand je reçois du 606 ou du 914, dont le numéro de série ne m'est pas connu, j'en fais l'essai sur cinq personnes. Ces sujets d'expérience sont des malades, qui ont déjà reçu précédemment un traitement de ma part ; bien entendu, elles n'ont jamais été incommodées par l'arsenic. Elles commencent une nouvelle cure et je leur injecte une dose de 0 gr. 20 de 606 ou 0 gr. 30 de 914. Au bout d'une semaine, elles reviennent pour leur seconde piqûre ; s'il n'est rien survenu d'anormal, j'inscris le numéro de cette série sur la liste des bonnes préparations. Les mauvaises sont affichées, bien en vue, dans mon laboratoire ; elles sont d'ailleurs rares ; il n'est pas besoin de dire que lorsque j'en constate une, j'avise aussitôt le fabricant. Il m'a été donné de rencontrer une série particulièrement nocive : deux malades ont eu une syncope, heureusement de courte durée ; deux autres ont éprouvé des phénomènes congestifs de la face assez sérieux ; la 5ᵉ, une femme, n'a rien ressenti. Que serait-il advenu, si j'avais injecté une dose de 0 gr. 75 ou de 0 gr. 90 ? A la même époque, j'apprenais, un cas de mort, dans une ville voisine, à la suite d'une injection arsenicale. Je n'ai eu aucun détail sur ce décès. J'ignore donc, si le malade avait été injecté avec un produit de la même maison et de la même série que celui dont j'avais constaté la mauvaise qualité ; néanmoins la coïncidence est troublante.

A toute étude, il faut donner une conclusion. La voici : 1° Le praticien ne doit jamais faire une injection de 606 ou de 914 à dose élevée, sans être sûr que la solution à injecter n'est pas nocive ; il acquerra cette certitude par l'expérimentation du produit, avec une petite dose, sur un nombre limité de sujets. 2° Le fabricant doit faire les séries de ses produits abondantes, de manière à les espacer le plus possible ; il ne nous obligera pas ainsi à un contrôle de tous les jours, contrôle difficile pour le médecin non spécialisé, à cause du petit nombre de ses malades spécifiques.

Journal des Praticiens, 7 Janvier 1922.

Du Traitement abortif de la Syphilis

II

Dans le numéro du 10 septembre du *Journal des Praticiens*, je faisais paraître une petite étude sur le traitement abortif de la syphilis. Je terminais par ces mots : tout porteur d'un chancre induré, dont la réaction de Bordet-Wassermann est encore négative, guérit définitivement après un traitement intensif d'injections arsenicales.

Cette opinion n'a été démentie, du moins à ma connaissance, par personne. En attendant, quelle devienne une loi universellement reconnue par tous les syphiligraphes, il me semble nécessaire de donner sur ce sujet une conclusion pratique. La voici : Toute personne atteinte d'une ulcération douteuse, faisant craindre un chancre induré, doit être immédiatement adressée au Laboratoire pour un double examen : celui du chancre et celui du sang. La présence de spirochètes étant reconnue à l'ultra-microscope, si la réaction de Bordet-Wassermann est négative, un traitement énergique pratiqué avec l'arsénobenzol ou le novarsénobenzol guérira le malade en deux mois ; il suffira ensuite d'en surveiller le résultat par une analyse du sang, tous les deux mois, durant un an ; au bout de ce laps de temps, on pourra autoriser le mariage. Au contraire, la réaction de Bordet-Wassermann est-elle déjà positive, il faut prévenir le malade qu'un traitement arsenical et mercuriel devra être suivi durant 3 à 4 ans, même si les analyses ultérieures du sang sont négatives ; le mariage ne peut pas être contracté durant cette période.

Nombreux sont encore les praticiens qui, en présence d'une ulcération douteuse, ordonnent aux malades uniquement une antisepsie locale, leur recommandent de se surveiller et de venir les retrouver si la roséole ou d'autres accidents de la période secondaire surviennent. Et voilà des malheureux malades condamnés à quatre années de traitement et dont la guérison reste toujours incertaine par l'ignorance de leur médecin. Le jour où tous les praticiens voudront bien traiter, dès le début, un chancre induré par les injections arsenicales, nous aurons fait un grand progrès dans la lutte contre la syphilis. Hormis de rares exceptions, n'auront d'accidents spécifiques que les gens négligents ou rebelles au traitement. La syphilis ne sera plus la maladie honteuse, celle que l'on redoute et que l'on cache, car elle conduit à l'ataxie locomotrice et à la paralysie générale ; ce sera une affection bien moins douloureuse et partant moins désagréable que la blennorrhagie ; une thérapeutique de quelques semaines suffira pour la guérir radicalement.

Journal des Praticiens, 8 Octobre 1921.

Les Erreurs
par Interprétations Radiographiques

Aux observations des docteurs Duchet-Suchaux et Jules Regnault, parues dans le *Journal des Praticiens*, sur les erreurs par radiographies, permettez-moi d'ajouter celle-ci :

J'étais, au début de la guerre, médecin de deux escadrons de cavalerie, chargés de la défense mobile de Langres. Dans cette région, l'hiver est précoce ; dès le mois de novembre, le froid commençait à se faire cruellement sentir. Un matin, le capitaine de P... me pria de l'examiner ; depuis quelques jours, il toussait et était un peu oppressé ; d'après lui, la température était cause de tout le mal. Cet officier avait atteint la cinquantaine. Je trouvai quelques râles de bronchite disséminés dans le poumon gauche ; mais, à la base du poumon droit, la respiration était soufflante et au centre de ce souffle, il y avait un noyau de râles excessivement fins, tels des râles crépitants ou d'œdème pulmonaire ; l'examen de l'appareil circulatoire révélait une certaine hypertension artérielle ; les urines renfermaient vingt centigrammes d'albumine par litre ; pas de fièvre. Effrayé de prime abord et craignant pour mon malade des suites graves, je me rassurais les jours suivants ; la situation restait stationnaire : apyrexie complète, dyspnée modérée, mais persistance des signes pulmonaires. Le capitaine de P... ne voulait pas être évacué et comme à ce moment-là, notre unité était réduite à l'immobilité, je cédai à son désir. Je mis les accidents du poumon sur le compte de l'hypertension artérielle et j'instituai un traitement qu'il est inutile de mentionner, car il ne procura aucune amélioration.

Sur ces entrefaites, le groupe fut envoyé dans le camp retranché de Paris. Dès le premier jour de liberté, j'accompagnais mon malade à Paris, chez son médecin du temps de paix, le docteur Tapret, qui conseilla une radioscopie du poumon. Justement, un radiologue venait une fois par semaine à l'hôpital de la petite ville où cantonnait notre unité. Nous allâmes le trouver. Dès le commencement de l'examen, mon confrère se pencha vers moi et me dit à l'oreille, afin de n'être entendu que de moi seul : « C'est de la syphilis ». Ahuri par ce diagnostic inattendu, je répondis : « Mon cher confrère, je m'occupe de vénéréologie et j'avoue n'avoir jamais pensé à de la spécificité dans le cas présent. D'ailleurs, je me déclare incapable de faire un tel diagnostic par la seule auscultation du poumon, sans autres signes cliniques ». Puis, je regardais attentivement un poumon syphilitique, qu'il m'était donné de voir pour la première fois aux rayons X, afin de bien graver son image dans mon cerveau.

Peu convaincu, j'interrogeais le capitaine de P... ; celui-ci, aussi étonné que moi, m'affirma n'avoir jamais eu de chancre ; nul médecin ne l'avait traité pour de l'avarie ; enfin, dans son passé, on ne découvrait aucune trace d'accidents secondaires ou tertiaires.

Restait le Wassermann ; exécuté au Val-deGrâce, dans le service du docteur Bezançon, est-il besoin d'ajouter qu'il fut négatif ? Le docteur Béclère procéda à une deuxième radioscopie et mit d'accord laboratoire, radiologie, clinique : mon diagnostic était simplement confirmé.

Le capitaine de P... dut quitter l'armée comme inapte à faire campagne dès que nos escadrons reprirent le chemin du front. Il mourut trois ans plus tard d'hémorragie cérébrale.

Si j'avais eu une foi absolue dans le premier examen radioscopique, j'aurais fait au malade un traitement inopportun et peut-être nuisible. De plus, le capitaine de P... avait un fils, alors âgé de sept ans, mal portant. Cet enfant, lui aussi, eût été traité, durant des années, pour une maladie qu'il n'avait pas, ce pendant que le pauvre mort, au fond de sa tombe, aurait été accusé par sa famille d'une faute dont il était innocent.

Journal des Praticiens, 16 Septembre 1922.

Des Rétrécissements de l'Urèthre d'origine blennorrhagique

La blennorrhagie a été très fréquente durant la guerre ; s'il était possible de connaître le nombre de mobilisés victimes du gonocoque, on arriverait, sans nul doute, à un chiffre impressionnant. En général, cette affection était mal soignée et ceci pour plusieurs causes. D'abord, un certain nombre de malades, principalement des officiers ou sous-officiers se traitaient clandestinement ; parfois, ils plaçaient leur confiance dans un pharmacien, un infirmier, un empirique : « Employez un médicament énergique, leur disaient-ils, je veux être rapidement guéri ». Le traitement prétendu abortif manquait souvent son but et irritait la muqueuse uréthrale. A côté de cette catégorie de malades, il y avait ceux qui, au contraire, étaient convaincus d'avoir reçu la bonne blessure ; dispensés de corvées, exempts d'exercice dans les cantonnements de repos, ils ne demandaient qu'une chose, une longue durée de l'écoulement. Enfin, la grande majorité des blennorrhagiques suivait docilement le traitement ; mais combien rudimentaire était celui-ci. Les hôpitaux de vénéréologie se trouvant surpeuplés, on n'y admettait que les malades ayant une complication ; les gonorrhées simples étaient soignées à l'infirmerie régimentaire ; là, trois fois par jour, on voyait défiler les malades ; ils venaient prendre une injection de permanganate de potasse ; la même seringue de l'infirmier courait d'un méat au méat suivant sans aucune désinfection ; quelques capsules de santal ou de copahu complétaient le traitement. De retour dans leur escouade, les malades ne se privaient ni de pinard, ni de gnolle. L'écoulement persistait ainsi de longues semaines, Aussi, les complications de la blennorrhagie furent fréquentes et le rétrécissement de l'urèthre a été une des principales. Autrefois rare, celui-ci est devenu aujourd'hui chose banale.

Alors que le rétrécissement d'origine traumatique est toujours très dur et unique, celui qui est causé par la blennorrhagie est tantôt dur et serré ; tantôt mou et large ; il est rarement unique ; les multiples, en chapelet, sont toujours d'origine gonococcique. Au point de vue du traitement, leur classification en durs ou mous, a une grande importance.

Le diagnostic du rétrécissement dur est facile. Généralement le malade le fait lui-même. « Docteur, je viens vous consulter ; j'ai un rétrécissement ; depuis quelque temps, le jet de mes urines est moins fort ». Et, suivant que la lésion est plus ou moins ancienne, la diminution du jet, qui a été progressive, va depuis un diamètre un peu inférieur au calibre normal à la miction goutte à goutte ; ces phénomènes se sont produits petit à petit, mais d'une manière continue. L'examen du canal, pratiqué avec un explorateur, révèle la présence de la lésion, dès que le diamètre de l'instrument est supérieur à celui du rétrécissement, car celui-ci ne se laisse pas facilement dilater ; on butte contre un obstacle qu'on ne peut pas franchir. Comme traitement, l'électrolyse linéaire ou l'uréthrotomie interne donnent un résultat immédiat. Toutefois, dans les formes très serrées, si l'on se heurte à une trop grande difficulté, avant de tenter une intervention, on peut faire quelques injections intra-musculaires de thiosinamine ; j'ai obtenu de bons effets de ce médicament.

Bien différent est le rétrécissement mou ; le malade ne se doute pas, en général, de son existence. Il se plaint d'un suintement rebelle jusqu'à ce jour au traitement ou d'une déformation du jet des urines, qui est bifide, en vrille, en pomme d'arrosoir, déformation qui peut être intermittente ; d'autrefois, après la miction, quelques gouttes d'urine s'écoulent dans le pantalon. Le praticien, qui examinerait l'urèthre avec une bougie ordinaire, même de gros calibre, pourrait commettre une erreur de diagnostic, car un rétrécissement mou et large admet facilement un n° 20 de la filière Charrière ; si, à un moment, on sentait une certaine constriction, on pourrait conclure à un spasme de l'urèthre. Aussi l'examen doit être pratiqué avec un explorateur à bout conique ; celui-ci pénètre sans difficulté, mais, au retour, il accroche l'obstacle. Dans le rétrécissement mou, il ne saurait être question d'employer l'uréthrotomie interne, ni l'électrolyse linéaire ; il faut avoir recours à la dilatation mécanique. Or, plus le rétrécissement est large, plus le traitement sera long. La chose est facile à concevoir : introduisez un béniqué dans un tube de caoutchouc où se trouve un anneau constricteur ; le tube se laissera dilater sans difficulté ; mais, dès que vous retirerez le béniqué, par suite de son élasticité, il reprend sa forme primitive. Il en est de même du canal de l'urèthre. Aussi, faut-il prêcher la patience et la persévérance au malade qui, bien souvent, est en même temps un neurasthénique ; les séances de dilatation devront être nombreuses. Au malade, qui a un léger écoulement, faire des instillations en arrière du rétrécissement ; à celui qui laisse échapper quelques gouttes d'urine dans son pantalon, recommander de cesser brusquement d'uriner un peu avant la fin de la miction, complètent heureusement l'œuvre du béniqué ou de l'électrolyse circulaire.

Comme conclusion, rappelons-nous toujours deux choses dans l'examen d'un malade atteint d'un rétrécissement :

1° Examiner le sujet avec un explorateur à bout conique.

2° Promettre une guérison immédiate, sinon définitive, dans le rétrécissement dur ; prévoir des séances multiples de dilatation dans le cas contraire.

Journal des Praticiens, 17 Mai 1922.

TABLE DES MATIÈRES

9 782329 203553